Maria de la Paz Otero Casal
Jose Luis Balboa Gómez
Ana María Iglesias

Pacientes médicamente comprometidos en odontología

Maria de la Paz Otero Casal
Jose Luis Balboa Gómez
Ana María Iglesias

Pacientes médicamente comprometidos en odontología

Valoración de riesgo odontológico

Editorial Académica Española

Impressum / Aviso legal

Bibliografische Information der Deutschen Nationalbibliothek: Die Deutsche Nationalbibliothek verzeichnet diese Publikation in der Deutschen Nationalbibliografie; detaillierte bibliografische Daten sind im Internet über http://dnb.d-nb.de abrufbar.

Alle in diesem Buch genannten Marken und Produktnamen unterliegen warenzeichen-, marken- oder patentrechtlichem Schutz bzw. sind Warenzeichen oder eingetragene Warenzeichen der jeweiligen Inhaber. Die Wiedergabe von Marken, Produktnamen, Gebrauchsnamen, Handelsnamen, Warenbezeichnungen u.s.w. in diesem Werk berechtigt auch ohne besondere Kennzeichnung nicht zu der Annahme, dass solche Namen im Sinne der Warenzeichen- und Markenschutzgesetzgebung als frei zu betrachten wären und daher von jedermann benutzt werden dürften.

Información bibliográfica de la Deutsche Nationalbibliothek: La Deutsche Nationalbibliothek clasifica esta publicación en la Deutsche Nationalbibliografie; los datos bibliográficos detallados están disponibles en internet en http://dnb.d-nb.de.

Todos los nombres de marcas y nombres de productos mencionados en este libro están sujetos a la protección de marca comercial, marca registrada o patentes y son marcas comerciales o marcas comerciales registradas de sus respectivos propietarios. La reproducción en esta obra de nombres de marcas, nombres de productos, nombres comunes, nombres comerciales, descripciones de productos, etc., incluso sin una indicación particular, de ninguna manera debe interpretarse como que estos nombres pueden ser considerados sin limitaciones en materia de marcas y legislación de protección de marcas y, por lo tanto, ser utilizados por cualquier persona.

Coverbild / Imagen de portada: www.ingimage.com

Verlag / Editorial:
Editorial Académica Española
ist ein Imprint der / es una marca de
AV Akademikerverlag GmbH & Co. KG
Heinrich-Böcking-Str. 6-8, 66121 Saarbrücken, Deutschland / Alemania
Email / Correo Electrónico: info@eae-publishing.com

Herstellung: siehe letzte Seite /
Publicado en: consulte la última página
ISBN: 978-3-659-07596-4

Copyright / Propiedad literaria © 2013 AV Akademikerverlag GmbH & Co. KG
Alle Rechte vorbehalten. / Todos los derechos reservados. Saarbrücken 2013

PACIENTES MÉDICAMENTE COMPROMETIDOS EN ODONTOLOGÍA.

VALORACIÓN DE RIESGO ODONTOLÓGICO.

INDICE:

I. INTRODUCCIÓN
    5

II. JUSTIFICACIÓN
    11

III. OBJETIVO
    17

IV. MARCO TEÓTICO
    19

V. MATERIAL Y MÉTODO
    31

VI. RESULTADOS
    37

VII. BIBLIOGRAFÍA
    47

I. INTRODUCCIÓN

La salud de los pacientes medicamente comprometidos tiene cada vez más importancia en el tratamiento dental. Una de las razones más importantes es el aumento de la esperanza de vida, al tiempo que la Medicina y los servicios sanitarios han mejorado, la calidad en el tratamiento de estos pacientes, que asociado con el descenso de las tasas de natalidad, está causando los que los expertos denominan "transición demográfica", es decir, el descenso gradual de los niveles de natalidad y mortalidad[1].

Este creciente envejecimiento de la población, producirá un aumento de las enfermedades y las discapacidades que implicará una mayor responsabilidad en el mantenimiento de la salud y de hecho, se producirá un crecimiento en el número de personas que soliciten cuidados dentales, dando lugar a un aumento de los pacientes que presentan riesgos que influyan en las enfermedades dentales y orales y, por lo tanto en el diagnóstico y su posterior tratamiento[2].

Muchas enfermedades influyen favorable y desfavorablemente en los servicios de salud dental. La existencia de patologías crónicas o sostenibles como el cáncer, la diabetes o la mayor incidencia de osteoporosis en un grupo determinado de población van a modificar, no sólo los resultados de *gestión* de esa Unidad Clínica, sino los objetivos planteados desde el punto de vista epidemiológico.

De todos los pacientes que acuden a una consulta de Odontología muchos son pacientes médicamente comprometidos o que presentan patologías sistémicas que exigen un conocimiento exacto de ellas y de sus implicaciones e interacciones en el área estomatológica. Nadie puede ignorar que un hemofílico, un paciente anticoagulado o antiagregado, un paciente irradiado en el área cervico-facial, un paciente transplantado o inmunosuprimido, un paciente con una cardiopatía valvular o de alto riesgo cardiovascular, debe recibir la atención odontológica adecuada y que esta circunstancia debe estar siempre presente, antes, durante y después del tratamiento odontológico [3,4,5].

Como la mayoría de los pacientes médicamente comprometidos necesitan o solicitan cuidados dentales, es necesario que los profesionales de la odontología conozcan la multitud de estados mórbidos que pueden comprometer al paciente y estos conocimientos servirán de apoyo para ofrecer cuidados dentales de alto nivel, lo cual incluye el reconocimiento y comprensión de las patologías que reflejan estados comprometidos, la prevención de efectos adversos de los procedimientos y fármacos empleados en odontología y la formulación de planes de tratamiento que sean consecuentes con el estado médico del paciente[6].

Las interrelaciones entre la salud dental y general afectan a la mayoría de sistemas orgánicos y para hacer frente a estos problemas se necesita el acceso a una información veraz y actualizada y así conseguir unos servicios de cuidados dentales óptimos, efectivos, que beneficien a los pacientes y que minimicen los efectos secundarios.

El tratamiento del paciente médicamente comprometido es una parte compleja de la odontología y , estos pacientes necesitan odontólogos experimentados con conocimientos en enfermedades sistémicas y entidades nosológicas; unos buenos antecedentes en el reconocimiento de manifestaciones orales y en la detección precoz de enfermedades, experiencia en los procedimientos de diagnóstico, familiaridad con las prescripciones farmacológicas y capacidad para valorar la importancia de los antecedentes, con los signos y síntomas que se presenten antes, durante y después de los procedimientos dentales.

El Odontólogo debe tratar a los pacientes médicamente comprometidos asegurándose de realizarlo con el mínimo riesgo para su salud general y con la máxima eficacia posible, puesto que conllevan una serie de dificultades y riesgos que no presentan los pacientes sin patologías asociadas; será importante que el odontólogo identifique a los pacientes con patología previa y que se establezca una buena comunicación entre el médico y el odontólogo para la mejor atención de estos pacientes y la clave para hacer esto posible será valorar el riesgo previo del caso, y seguir unos protocolos o guías clínicas para establecer de forma adecuada y sistemáticas las técnicas y los procedimientos más convenientes según un plan de tratamiento previo[7,8,9].

La historia médica de alto riesgo relacionado (EMRRH) ha sido utilizada durante varios años en los Países Bajos. Desde 1994 el sistema EMRRH ha sido objeto de investigación en nueve países europeos. Se han enumerado exigencias legales y éticas en todos los países participantes, y se ha llevado a cabo por cada país participante un análisis epidemiológico nacional de la patología sistémica que interfiere con el tratamiento dental [10].

En el estudio realizado en Holanda por Lucy Abraham-Inpijn y cols. y que incluyó a varios países europeos con 29.424 pacientes estudiados que acudían a la consulta odontológica demuestra que el 12.7% pertenecían al grupo ASA II, el 5.7% eran de riesgo ASA III y el 3.5% eran de riesgo ASA IV y los antecedentes médicos que predominaban eran las enfermedades cardiovasculares[11].

En un estudio de Lucy Chandler-Gutiérrez y cols. sobre la valoración del riesgo médico en la consulta dental se demuestra que un tercio de los pacientes que asistieron por primera vez a una clínica odontológica universitaria manifestaban antecedentes médicos de interés, siendo el 17.31 % clasificados como ASA II, el 12% con deficiencias importantes de salud tipificadas como ASA III y ASA IV y, la hipertensión fue la patología más frecuente (13.8%) y le siguen, las alergias medicamentosas (8.37%), palpitaciones (7.82%), patología respiratoria (5.16%) y diabetes (4.3%)[12].

En ambos estudios queda plasmada que la incidencia de importantes antecedentes médicos de riesgo deben considerarse como significativos en el momento actual, y con tendencia presumible al aumento constante, ya que se estima que dentro de 20 años las personas mayores de 65 años serán el 30% de la población en Europa y en consecuencia la asistencia a pacientes afectos de enfermedades importantes o de larga evolución en las consultas odontológicas, tanto de la sanidad pública como de la práctica privada, aumentará notablemente.

Para poder evaluar correctamente a un paciente médicamente comprometido se debe, en primer lugar, identificar la enfermedad sistémica que padece, así como conocer los medicamentos que está tomando, ya que puede tener reacciones adversas con otros fármacos que se le administran, o con el mismo tratamiento odontológico y estos antecedentes se obtendrán realizando una correcta anamnesis durante la primera consulta o, indirectamente, por medio de un cuestionario de salud que rellena el mismo paciente.

Otra posibilidad interesante es dejarle que rellene el cuestionario y posteriormente, preguntándole, bien para completarlo o corregirlo más rápida y explícitamente en función de las respuestas obtenidas [13,14,15,16].

La estimación del riesgo o compromiso médico del paciente se realiza mediante diversos sistemas utilizados en medicina, como son la Escala de Karnofsky, la Escala Apache o el sistema ASA, siendo éste último, quizás el más utilizado, ya que es el más sencillo[17,18,19]. Sin embargo, un grupo de investigadores, pertenecientes a varios países y encabezados por la Dra. Abraham-Inpijn de Holanda ha elaborado un cuestionario: el European Medical Risk Related History questionnaire (EMRRH), con él se intenta que en Europa exista un cuestionario estándar común que sirva de utilidad al odontólogo general en su práctica diaria.

El objetivo del presente estudio es la utilización del instrumento CROMEC para determinar el status de morbilidad de los pacientes que acuden a la consulta odontológica y así describir las patologías o nosologías más prevalentes de los mismos, cómo dichos antecedentes médicos influyen en la práctica dental diaria, la mejor manera de minimizar en lo posible la aparición de situaciones de emergencias médicas durante la realización del tratamiento dental y, también como estimar la fiabilidad del interrogatorio en la determinación de dicha prevalencia, ya que no existe un instrumento consensuado y protocolizado que recoja toda la información de la anamnesis de los antecedentes médicos y farmacológicos de los pacientes, que acuden a nuestras consultas dentales.

II. JUSTIFICACIÓN

JUSTIFICACIÓN SOCIAL:

La Unión Europea, cuenta ahora con tantas personas de edad avanzada y al mismo tiempo con escasos recién nacidos, lo que implica que las tasas de mortalidad han empezado a invertirse nuevamente, alcanzando niveles similares a los de algunos países en vías de desarrollo. Actualmente, 19 de los 20 países más viejos del mundo, es decir que tienen el mayor porcentaje de personas de edad avanzada (65 años y más) están en Europa.

Según los últimos datos estadísticos ofrecidos por Eurostat, la proporción de población mayor de 65 años ha aumentado en 2010 en casi todos los países de la UE-27, siendo la media de la eurozona de un 18,1% en 2009 a un 18,3% en 2010, se duplicará hasta el 29,5% en 2060 y la proporción de población de más de 80 años aumentará del 4,6% al 12% durante el mismo período.

La población mayor de 65 años en España alcanza un 16,8% en el año 2010 ocupando el quinto lugar (los países más "viejos" de la Unión Europea son Alemania, Italia, Grecia y Suecia), y es uno de los países que envejece más rápidamente, ya que el número de personas mayores de 65 años se duplicará en 2060 y más de siete millones de españoles tendrán más de 80 años (última estimación de Eurostat, que señala que España se convertirá en el estado miembro con el mayor porcentaje de octogenarios dentro de 50 años).

Las últimas cifras de Naciones Unidas sitúan a nuestro país como el segundo país más envejecido del mundo en el 2050 con un 35,7% de población mayor, siguiendo a Japón con un 37.7% y por encima de Alemania, Italia, Bulgaria, Grecia y Portugal [20,21].

Existe una estrecha relación entre el porcentaje de pacientes médicamente comprometidos y la edad, y es precisamente la población de mayor edad la que constituye la nueva población que en el momento actual acude a las consultas odontológicas, tanto de la sanidad pública como de la práctica privada [22,23].

Tal es así, que en un análisis retrospectivo de 2000 historias clínicas de pacientes que solicitaron tratamiento odontológico durante el año 2009, se ha encontrado que la prevalencia de enfermedades sistémicas resultó significativamente superior entre los pacientes que acuden al sistema sanitario público (35.2% /28.1%) y la prevalencia de pacientes polimedicados (>4 fármacos/día) fue significativamente mayor entre los que acudieron a la consulta dental del sistema sanitario público (5.7% / 2.7%)[24].

JUSTIFICACIÓN PROFESIONAL:

La asistencia odontológica es una de las ramas de las Ciencias Biomédicas que más transformaciones ha sufrido en el último medio siglo. Y si este hecho es evidente en la mayoría de los países occidentales desarrollados, en España puede calificarse casi de vertiginoso. El desarrollo acelerado de las técnicas, con la consiguiente aparición de las especialidades, los cambios en las acreditaciones de los títulos que legalmente permiten ejercer la profesión, o el aumento del número de profesionales que en ocasiones está empezando a desencadenar una competencia feroz, no son más que meros datos indicativos de que en general las circunstancias no son las mismas de hace unos años.

Por si fuera poco, el aumento del nivel cultural y adquisitivo de la población ha ocasionado, por un lado, un incremento de las demandas de tratamientos odontológicos y, por otro lado, una mayor exigencia por parte de nuestros pacientes con respecto a la solución de sus problemas en sí, y a los resultados de los tratamientos que se les ofrecen. Este último aspecto ha hecho que incluso esté comenzando a practicarse una "odontología defensiva" por miedo a las demandas que de hecho están empezando a producirse y que ya se han producido [25].

A lo largo de los últimos años se ha podido detectar tanto en las clínicas odontológicas universitarias, como por las referencias de nuestros compañeros que se dedican tanto a la atención sanitaria pública como a la consulta privada, incluso fuera de nuestras fronteras, una masiva afluencia de pacientes con un importante menoscabo de su salud, que solicitan nuestra asistencia para solucionar sus problemas bucodentales. Esta modificación obedece a motivos tales como la mejora en las condiciones socioculturales anteriormente mencionadas, la mayor longevidad de la población mundial por la mejora en las condiciones sanitarias o, simplemente que quizás con anterioridad muchos de los pacientes que hoy día pudiéramos clasificar como "especiales" o "médicamente comprometidos" o bien no acudían nunca al Odontólogo (discapacitados psíquicos o físicos) o bien no eran diagnosticados previamente en el consultorio de su afección sistémica, por lo que pasaban desapercibidos. Otros eran eternamente diferidos de un profesional a otro, generalmente para no asumir el riesgo, que por lo común debido al desconocimiento, se creía que había que dar por supuesto para tratarlos. Casi todos estos hechos son inadmisibles en nuestros tiempos[26].

JUSTIFICACIÓN ACADÉMICA:

La capacitación del odontólogo para la práctica cotidiana de la odontología contemporánea debe incluir el conocimiento e identificación de las enfermedades sistémicas más frecuentes y de las que no lo son, pero que podrían eventualmente presentarse, sus mecanismos de acción, su sintomatología, la forma de diagnosticarlas y manejarlas, así como la capacidad para reconocer a los pacientes con alto riesgo de presentar complicaciones relacionadas con la práctica dental; todo ello, con la última finalidad de adoptar actitudes y realizar actividades que permitan el desarrollo de un plan de manejo y tratamientos seguros, evitando situaciones de urgencia dentro de la consulta dental o fuera de ella.

El proceso para satisfacer las observaciones antes mencionadas es complejo: es indispensable conocer primero el estado general de los pacientes, seguido de la identificación de los problemas bucodentales, para la adecuada toma de decisiones en el manejo odontológico aparentemente sanos en general y de los médicamente comprometidos en particular. De tal manera el primer paso consiste en hacer indagaciones sobre las enfermedades generales pasadas y/o presentes de los pacientes y sobre la sintomatología que refleje enfermedades sistémicas no diagnosticadas. Las razones adicionales para el conocimiento de las relaciones médico-dentales son el gran número de pacientes que desconocen sus padecimientos por ser éstos inaparentes o estar encubiertos, por otro lado, muchas otras personas con enfermedades graves se mantienen en estados crónicos gracias a los avances médicos, habilitándolas como individuos ambulatorios, capaces de demandar servicios, incluyendo los dentales, que mejoren sus condiciones de vida y de salud-enfermedad[27,28,29].

JUSTIFICACIÓN INSTITUCIONAL:

En la actualidad, es indispensable el trabajo en equipo entre los diferentes profesionales de la salud, ya que las entidades patológicas en muchas ocasiones son complejas y no se limitan a un tejido o sistema. El manejo odontológico de pacientes con antecedentes médicos (antecedentes familiares, enfermedades actuales o pasadas) y de antecedentes farmacológicos) impone una comunicación estrecha entre el médico, el paciente y el odontólogo, redundando en beneficio para el paciente mismo y en la calidad y eficiencia del ejercicio odontológico[30,31,32,33].

III. OBJETIVO

Objetivos Generales:

1. Determinar la prevalencia de patologías o entidades médicas que puedan ser consideradas de riesgo en la atención odontológica de la población que acude al Servicio de Odontología de un Centro de Salud de la Gerencia de Atención Primaria deVigo.

2. Valorar el nivel de concordancia del instrumento **CROMEC** propuesto como un nuevo instrumento de clasificación de riesgo odontológico en pacientes médicamente comprometidos **(CROMEC)**.

3. Establecer las normas de actuación dental en correspondencia al riesgo obtenido en la Clasificación de Riesgo Odontológico en pacientes médicamente comprometidos **(CROMEC)**.

IV. MARCO TEÓRICO

1. Indicadores estadísticos demográficos básicos

1.1 España ha envejecido progresivamente

En Enero de 2011 había 8.092.853 personas mayores de 65 años, el 17,2% sobre el total de la población (47.150.819 habitantes) y la proporción de octogenarios, representa el 25,1% de toda la población y, este fenómeno de envejecimiento se observa especialmente acelerado, como consecuencia de un importante incremento de la longevidad, ya que en menos de 30 años se ha duplicado el número de personas mayores de 65 años. Este proceso se ve acentuado por la baja tasa de natalidad que se viene registrando desde hace algunas décadas, fundamentalmente desde mediados de los años 70. En 1975 la cantidad promedio de hijos era de casi 3 por mujer en edad fértil, mientras que actualmente apenas es de 1,2, que dista del 2,1 considerada como la tasa de reemplazo generacional (Ver Tabla N° 1).

Tabla N° 1. Población de España, Galicia y Pontevedra - Año 2010

	Total	Varón	Mujer	Mayor 65 años	Varón	Mujer
España	46.152.925	22.724.866	23.428.060	7.878.428	3.355.525	4.522.270
Galicia	2.736.636	1.317.910	1.418.726	603.761	251.213	352.546
Pontevedra	947.435	458.459	488.975	179.045	73.584	105.191

Tabla Nº 1. Fuente: Instituto Nacional de Estadística e Instituto Galego de Estatística.
Padrón Municipal a 1 Enero de 2011.

Según las proyecciones realizadas por el INE, en el 2060 la población mayor de 65 años aumentará por encima del 30% de la población (casi 13 millones de personas) y los octogenarios llegarán a más de 4 millones por lo que se situarán por encima del 30% del total de la población mayor. Los estudios internacionales de prospectiva y proyecciones estimadas por la Organización de Naciones Unidas (ONU) sitúan a España en el año 2060 como el país más envejecido del mundo, aproximándose al 40% de la población por encima de los 60 años[34,35].

En el contexto de la Unión Europea (UE) se aprecia un aumento en la estructura de la población que representan los grupos de edad más avanzada de 65 a 79 años y de 80 años en adelante y que será previsiblemente en casi un 30% para el 2060. En el análisis de los datos focalizando a España en comparación con el resto de países de la UE, se muestra como el fenómeno de envejecimiento poblacional parece más acentuado y según estas estimaciones, experimentará de forma general un crecimiento más acelerado que la media del resto de países europeos.

Comparativa del crecimiento de población mayor de 65 años entre España y la Unión Europea (27 países miembros)

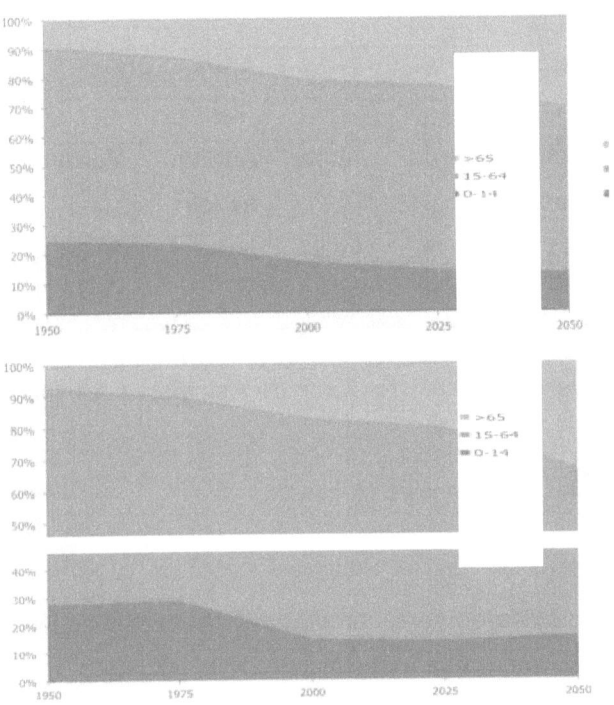

Fuente: Population Ageing and Development 2011. www.unpopulation.org

1.2 **La esperanza de vida al nacer** alcanzó, en 2010, los 81,6 años y por sexo, las mujeres alcanzan 84,9 años y los varones 78,9 años. Y de acuerdo a las condiciones de mortalidad del momento, una persona que alcance los 65 años esperaría vivir, de media, 18,3 años más, si es varón, y 22,3 años, si es mujer.

Tabla Nº 2. Esperanza de Vida de la población en España y Galicia

Año 2010	Al nacer			A los 65 años		
	Ambos sexos	Varón	Mujer	Ambos sexos	Varón	Mujer
España	81,95	78,94	84,91	20,44	18,33	22,29
Galicia	81,77	78,36	85,12	20	18,15	22,29

Tabla Nº 2. Fuente: Instituto Nacional de Estadística e Instituto Galego de Estatística.
Datos Año 2010

La esperanza de vida en personas de edad avanzada, según el Informe de Naciones Unidas sobre el envejecimiento de la población mundial en el año 2010, concluye que actualmente la población de personas mayores de 60 años es de 737 millones (10,8% de población), de los cuales casi dos tercios viven en países en desarrollo (54% en Asia y 21% en Europa) y se estima que esta franja de población alcanzará los 2.000 millones en 2060 (21,9%), superando en número a la población infantil (0-14 años) y, además la franja de población de mayor edad (personas de más de 80 años) supone en estos momentos un 14% de la población mayor y se prevé un crecimiento por encima del 20% para el 2060 y un crecimiento, incluso más acelerado, de las personas centenarias, aumentando su número unas nueve veces; es decir, de 454.000 en 2010 a 4.1 millones en 2060[34,35].

Al analizar los datos por género, el mayor porcentaje de las personas mayores de 65 años sobre la población total son mujeres, con un 25% más de mujeres que de varones (20%) y esto indicaría que las mujeres seguirán teniendo mayor esperanza de vida que los varones en la próxima década y en las previsiones para el año 2031 se podría observar un envejecimiento más acelerado con alrededor del 30% de mujeres mayores de 65 años, y porcentajes cercanos al 25% en el caso de los varones y en el caso de Galicia, esta previsión será de un 19% en 2010 a un 26% en 2031 de varones mayores de 65 años y de un 25% en 2010 a un 32% en 2031 de mujeres mayores de 65 años.

1.3 **Movimiento Natural de la Población**, durante el año 2010, la natalidad prosigue el descenso iniciado en 2009, naciendo 485.252 niños, un 1,7% menos que en el año anterior.

El Indicador Coyuntural de la Fecundidad (o número medio de hijos por mujer) se mantiene en torno al 1,38, después del ligero descenso registrado respecto a 2009 (1,39)[35,36].

La edad media a la maternidad continúa ascendiendo y alcanza los 31,3 años para el año 2010.

Tabla Nº 3. Movimiento Natural de la población en España y Galicia

Año 2010	Nacimientos	Tasa Bruta de Natalidad	Indicador Coyuntural de Fecundidad	Edad Media a la Maternidad
España	497.365	10,53	1,38	31,3
Galicia	22.031	9,1	1,14	31,72

Tabla Nº 3. Fuente: Instituto Nacional de Estadística e Instituto Galego de Estatística.
Datos Año 2010

1.4 **El patrón de mortalidad de la población española en su conjunto** está determinado por las causas de muerte de los mayores de 65 años; es decir, las enfermedades degenerativas sustituyen a otras históricamente más importantes y existe un proceso de muerte más homogéneo, puesto que se produce más tarde y se concentra en edades elevadas. El 83,5% de todos los fallecidos en España son personas de edad y el patrón es disimétrico según sexo, siendo los varones los que mueren antes que las mujeres[34,35].

En el año 2010, se produjeron en España 382.047 defunciones, 2.886 menos que las registradas en 2009, y las mujeres fallecieron un 1,0% menos y los varones un 0,5% menos. La tasa bruta de mortalidad supuso un descenso del 1,1% respecto al año anterior y por sexo, la tasa femenina se situó en 786,8 fallecidas por cada 100.000 mujeres, mientras que la masculina fue de 872,9 por cada 100.000 varones (Ver Tablas Nº 4 y Nº 5).

Tabla Nº 4. Defunciones por sexo y mayor de 65 años en España, Galicia y Pontevedra

Año 2010	Total	Varón	Mujer	> 65 años	Varón	Mujer
España	382.047	198.121	183.926	170.860	82.948	87.912
Galicia	29.749	14.985	14.763	7.050	3.328	3.722
Pontevedra	8.637	4.335	4.302	2.048	962	1.086

Tabla Nº 5. Tasa Bruta de Mortalidad en España, Galicia y Pontevedra

Año 2010	Tasa Bruta Mortalidad	Varón	Mujer
España	8,25	8,67	7,84
Galicia	10,87	11,37	10,40
Pontevedra	9,12	9,46	8,80

Tablas Nº 4 y Nº 5. Fuente: Instituto Nacional de Estadística e Instituto Galego de Estatística.
Datos Año 2010

La principal causa de muerte entre los mayores de 65 años está relacionada con enfermedades del sistema circulatorio (109.027 defunciones, que representa el 31,2% y mantiene el descenso -0,8% en los últimos años) y el cáncer es la segunda causa de muerte (77.788 defunciones, con un 28,1% y que asciende con un 2%), en tercer lugar, a distancia, están las muertes por enfermedades del sistema respiratorio (10,5% y que también han descendido -7%).

Cabe destacar el aumento de las defunciones debidas al grupo enfermedades del sistema nervioso (19.309 fallecidos, de los cuales 11.344 han sido por enfermedad de Alzheimer) y este incremento sostenido durante la última década, lo ha situado como la 4ª causa de muerte en el año 2010, cuando era la 8ª en el año 2000.

Por edad, la principal causa de muerte en los mayores de 79 años fueron las enfermedades del sistema circulatorio (37,3% del total de fallecidos de este grupo) y entre 40 y 79 años, la causa principal de muerte fueron los tumores (42,7% del total). A nivel detallado, las enfermedades isquémicas cardíacas (Infarto de miocardio y Angina de pecho) y las cerebrovasculares volvieron a ocupar el primer y segundo lugar en número de defunciones, siendo las isquémicas la primera causa en los varones y las cerebrovasculares en las mujeres.

Por sexo, los tumores fueron la principal causa de mortalidad en los varones (con una tasa de 291,2 fallecidos por cada 100.000) y la segunda en mujeres (con 175,8). En cambio, las enfermedades del sistema circulatorio fueron la principal causa de mortalidad femenina (276,7 muertes por cada 100.000) y la segunda entre los varones (239,6). Dentro de los tumores, los responsables de mayor mortalidad fueron el cáncer de bronquios y pulmón (con un 1,6% más de defunciones en 2010) y el cáncer de colón (con un 3,6% más de fallecidos). El cáncer que más muertes causón entre los varones fue el de bronquios y pulmón y en las mujeres fue el de mama, con un anumento del 2,7% respecto al año 2009.

Destaca la sobremortalidad femenina en las enfermedades del sistema nervioso (con una tasa de 50,2 para las mujeres y de 33,4 en los varones) y en los trastornos mentales (41,7 frente a 22,3) y dentro del primer grupo predominan los fallecidos por la enfermedad de Alzheimer y en el segundo los debidos a otras demencias (vascular, senil).

1.5 **Otras características a resaltar** de la Comunidad Autonóma de Galicia, en el año 2010 son las que figuran en la tabla siguiente

Tabla Nº 6. Otros indicadores estadísticos de Galicia

Población menor 22 años	15,8%
Tasa de Dependencia	51,9%
PIB por habitante, respecto a la media de España	87,3%
PIB por habitante (puesto que ocupa sobre las 17 CCAAs)	12ª
Tasa de Paro	15,7%
Tasa de Paro en mujeres	16,3%
Tasa Escolarización a los 3 años	99,9%
Tasa Escolarización a los 17 años	81,6%
Población fumadora año 2010	27,3%
Población consumidora abusiva de alcohol	5,2%

Tabla Nº 6.

año 2010	
Implantación IANUS en Centros de Salud del SERGAS	95,47%
Población incluida en IANUS en Atención Primaria	98,46%
Población asignada a Centros de Salud con Unidades de Salud Bucodental	47,9%

Fuente: Instituto Nacional de Estadística e Instituto Galego de Estatística. Datos Año 2010

1.6 Población de estudio - Vigo (Pontevedra) en el año 2010

Tabla Nº 7. Población de Vigo (Pontevedra) – Año 2010

Grupo Edad	Varones	Mujeres	Total
Menor 15 años	19.921	18.345	38.226
15 - 34 años	38.463	37.691	76.154
35 - 64 años	61.842	67.783	129.625
65 - 84 años	19.480	26.629	46.109
Mayor 85 años	1.941	5.029	6.970

Tabla Nº 7. Fuente: Instituto Nacional de Estadística e Instituto Galego de Estatística. Datos Año 2010.

1.7 Población asignada a Unidad Salud Bucodental de un Centro de Salud del área de Vigo (Pontevedra) en el año 2010

Tabla Nº 8. Población asignada a USBD del C.S.

Grupo Edad	Varones	Mujeres	Total
18 - 40 años	2.033	2.080	4.113
41 - 50 años	902	878	1.780
51 - 65 años	1.132	1.284	2.416
66 - 80 años	691	967	1.658
Mayor 81 años	192	384	576

Tabla Nº 8. Fuente: Técnico de Salud. Gerencia Atención Primaria Área Sanitaria de Vigo.
Datos Año 2010

2. **Definición de Enfermedades Crónicas y Descripción epidemiológica de las mismas apoyada en datos de OMS.**

3. **Descripción de las Enfermedades o Condiciones crónicas más prevalentes en la práctica dental y sus implicaciones.**

   3.1 Patologías Cardiovasculares
   - 3.1.1 Hipertensión arterial
   - 3.1.2 Patología cardíaca isquémica

   3.2 Palpitaciones y Arritmias cardíacas
   3.3 Insuficiencia Cardíaca
   3.4 Patología Valvular Cardíaca
   3.5 Endocarditis infecciosa
   3.6 Coagulopatías y Alteraciones plaquetarias

   3.7 Patología Hepática
   3.8 Patología Renal
   3.9 Patologías Endocrinas
   - 3.9.1 Diabetes Mellitus
   - 3.9.2 Patología Glándula Tiroides

   3.10 Patologías Respiratorias Crónicas
   - 3.10.1 EPOC
   - 3.10.2 Asma

   3.11 Trastornos Neurológicos
   - 3.11.1 Epilepsia
   - 3.11.2 Enfermedad de Parkinson

3.11.3 Enfermedad de Alzheimer

3.12 Patología Oncológica

3.13 Ansiedad – Hiperventilación

3.14 Desmayo – Pérdida Transitoria Consciencia

3.15 Alergias Medicamentosas

3.16 Medicación

3.17 Consumo de Bifosfonatos

3.18 Embarazo

3.19 Consumo de Tabaco

3.20 Consumo de Alcohol

3.21 Consumo de Drogas Recreativas

4. Definición de Historia Clínica y Cuestionario EMRRH.

V. MATERIAL Y MÉTODO

1. Búsqueda bibliográfica:

Como paso previo, se ha realizado una búsqueda bibliográfica, relativa a la valoración de pacientes médicamente comprometidos que acuden a la consulta odontológica, buscando principalmente estudios similares en el mismo contexto geográfico. El método de búsqueda bibliográfica que se ha seguido, se sitúa en la línea de las estrategias propuestas por Martín-Moreno y cols., consistente en el uso de descriptores y operadores lógicos en el caso de la búsqueda por CD-ROM en la base de datos MED-LINE, y en el uso de diversos índices bibliográficos relacionados con las Ciencias de la Salud (Index Medicus, Índice Médico Español, Current Contents, Excepta Médica, etc.) a través de Internet y, en la consulta por búsqueda tradicional de los catálogos de autor, título, materia u otro que describiera los documentos existentes.

2. Definiciones, conceptos y técnica:

- Se determinará el cuestionario **CROMEC**, siendo un cuestionario modificado del cuestionario **EMRRH** (European Medical Risk Related History questionnaire), que fue elaborado en Holanda por la Dra. Lucy Abraham-Inpijn, basado en la codificación internacional del sistema ASA, que es un método de estimación del estado físico en cuanto al riesgo médico de un individuo que será sometido a tratamiento médico o intervención quirúrgica, creado por la American Society of

Anaesthesiologist. La encuesta consta de 23 preguntas, divididas en una pregunta principal y una o más subpreguntas. De esta manera, si la pregunta principal se contesta negativamente, se irá directamente a la siguiente pregunta principal; sin embargo, si la respuesta es afirmativa, se responderán las siguientes subpreguntas, las cuales están relacionadas con la pregunta principal.

- A cada pregunta se establece un grado ASA que va desde el I al IV. Si se responde negativamente a una pregunta principal, significará que el riesgo ASA es I, pero si se responde afirmativamente, el riesgo será de grado II, III o IV. El mayor grado ASA determinará el grado de riesgo de cada pregunta.

- Los resultados obtenidos en el cuestionario demostrarán la prevalencia significativa de pacientes que padezcan alguna o algunas enfermedades sistémicas de interés. También pondrá en evidencia que hay patologías sistémicas que se relacionan con el incremento de la edad (por ejemplo: Hipertensión y Cardiovasculares, Neurológicas, Endocrinológicas, Infecciosas). Habrá patologías dentales y/u orales que sean la primera manifestación de una patología sistémica grave (por ejemplo: Procesos neoplásicos y el odontólogo será el profesional del área de la salud de vital importancia para la detección de las neoplasias en cualquiera de sus fases de evolución).

- Clasificar a los pacientes en el sistema ASA según su riesgo médico, posibilita el tratamiento odontológico tomando las precauciones necesarias y pertinentes y, a su vez esta clasificación puede apoyar de manera importante la elaboración de una mejor historia clínica y ubicar los perfiles de riego médico de todos y cada uno de los pacientes que acudan a la consulta odontológica, tanto de la sanidad pública como de la práctica privada.

- El cuestionario **CROMEC** será realizado directamente por el profesional odontólogo responsable del Servicio de Odontología del Centro de Salud de referencia.

- Se empleará el cuestionario **CROMEC** de Riesgo ASA sobre antecedentes médicos (EMRRH), realizando el interrogatorio a cada uno de los pacientes que acudan por primera vez a la consulta del Servicio de Odontología del Centro de Salud de referencia.

3. **Diseño del estudio:**

Se trata de un estudio observacional de la demanda de atención dental de los pacientes mayores de 18 años, que acudan por primera vez al Servicio de Odontología del Centro de Salud .

4. **Característica y Determinación de la muestra:**

- Universo, Población diana u Objetivo: Todos los pacientes mayores de 18 años que acudan por primera vez al Servicio de Odontología del Centro de Salud.
- Fecha de Trabajo de Campo: Se iniciará el 21 de diciembre del 2009 hasta el 11 de mayo del 2011.
- Método de muestreo: Se evaluará a la totalidad de los pacientes mayores de 18 años, que acudan por primera vez al Servicio de Odontología del Centro de Salud.

- **Muestra teórica:** La totalidad de los pacientes mayores de 18 años que acudan por primera vez al Servicio de Odontología del Centro de Salud.
- **Encuesta:** Consiste en el interrogatorio directo a los pacientes empleando para ello, el cuestionario **CROMEC** y que será llevado a cabo por el odontólogo responsable del servicio en el centro de salud de referencia.
- **Unidad de análisis:** Los pacientes mayores de 18 años que acudan por primera vez al Servicio de Odontología del Centro de Salud entre el 21 de diciembre del 2009 hasta el 11 de mayo del 2011.

5. **Variables del estudio:**

- **Edad:** Variable cuantitativa continua, que se agrupo en los siguientes intervalos: 18-40 años, 41-50 años, 51-65 años, 66-80 años y más 81 años.
- **Sexo:** Variable cualitativa nominal que toma los valores: Varón - Mujer.
- **Profesión:** Variable cualitativa nominal dicotómica que toma los siguientes valores: Estudiante, Trabajador activo, Ama de casa, Desempleado (Parado), Jubilado por edad (Pensionista) y Jubilado por invalidez/minusvalía.
- **Nivel de estudios:** Variable cualitativa ordinal que tomo los siguientes: valores: Estudios Primarios, Estudios Medios y Estudios Superiores.
- **Variables Clínicas de Patologías Médicas a estudio:** Variable cualitativa nominal dicotómica que tomo los valores: Si – No

6. **Tratamiento de los datos:**

- **Análisis univariante:**

  El análisis de una variable cualitativa se lleva a cabo como medida resumen números absolutos y como frecuencia relativa (porcentaje).
  También se utilizo la Razón y la Proporción.

  El análisis de una variable cuantitativa se realizo calculando los Intervalos de Confianza al 95% y los índices estadísticos de tendencia central (media con su error estándar, moda y mediana) y medidas de dispersión (desviación estándar y varianza).

- **Análisis bivariante:**

Para comprobar que existen diferencias significativas entre variables cualitativas, se compararán las proporciones mediante la construcción de tablas de contingencia (crosstabs) realizando la prueba de Chi cuadrado y Prueba de Pearson. Y finalmente, si hubiese diferencias significativas se calculará el intervalo de confianza de las diferencias entre las proporciones.

Para comprobar si existen diferencias significativas entre una variable cualitativa y una cuantitativa se realizará la comparación de los Intervalos de Confianza. Y para comprobar la relación entre dos variables cuantitativas se calcularán los coeficientes de correlación lineal con los intervalos de confianza.

7. Tratamiento estadístico:

Los datos recogidos se fueron almacenando en una base de datos realizada con los programas Microsoft Excel 97 y SPSS versión 15.0 para Windows, y el análisis estadístico de los datos se realizó con el programa SPSS versión 15.0 para Windows.

VI. RESULTADOS

1. Variables Sociodemográficas

1.1 Descripción de la población por edad y sexo

Descriptivos		Varón	Mujer	Transexual	Total
Frecuencia		793	1593	3	2319
%		34.2	65.7	0.1	100
Media		47.10	41.85	40.33	43.64
Intervalo de confianza para la media al 95%	Límite inferior	45.84	41.01	19.65	42.94
	Límite superior	48.35	42.68	61.02	44.35
Mediana		44.00	35.00	43.00	37.00
Varianza		324.874	275.894	69.333	298.427
Desviación típica		18.024	16.610	8.327	17.275
Mínimo		18	18	31	18
Máximo		92	94	47	94
Rango		74	76	16	76
Amplitud intercuartil		30	22		25

| Asimetría | .358 | 1.036 | -1.293 | .779 |
| Curtosis | -.890 | .043 | | -.451 |

El estudio se realizó con una muestra compuesta de 2319 personas de las cuales 793 fueron hombres (34.2%), 1593 mujeres (65.7%) y 3 transexuales (0.1%) con un promedio de edad de 43.64 años.

El promedio de edad para los hombres 47.1 años (45.8–48.35) fue significativamente mayor al de las mujeres 41.01 años (41.01-42.68) afirmación que se hace con un 95 % de confianza.

Las distribuciones de la edad fueron ligeramente simétrica y platicúrtica en el caso de los hombres y asimétrica positiva y normocúrtica en la mujer. Un análisis detallado y gráfico de la distribución por edad y sexo, nos muestra un aumento significativo entre las demandas de atención odontológicas en las mujeres respecto a los hombres en edades inferiores a los 42 años manteniéndose similar a partir de esta edad.

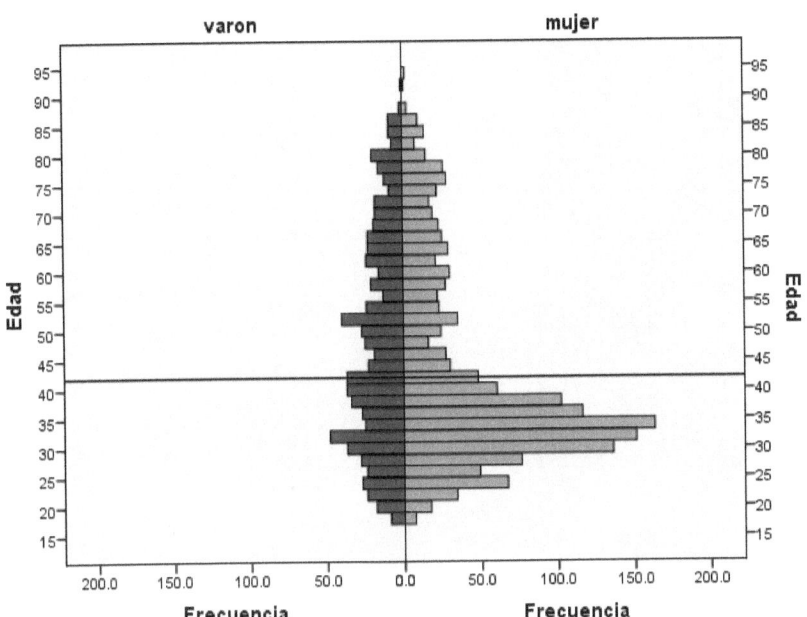

Distribución de los pacientes según edad y sexo

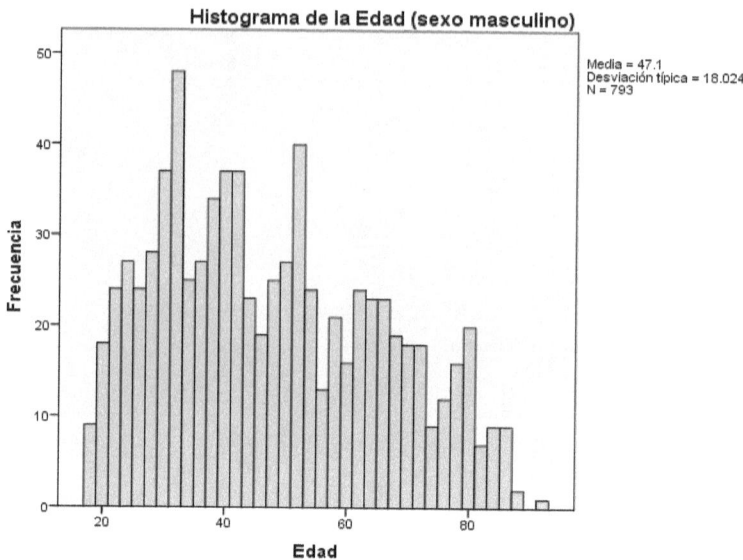

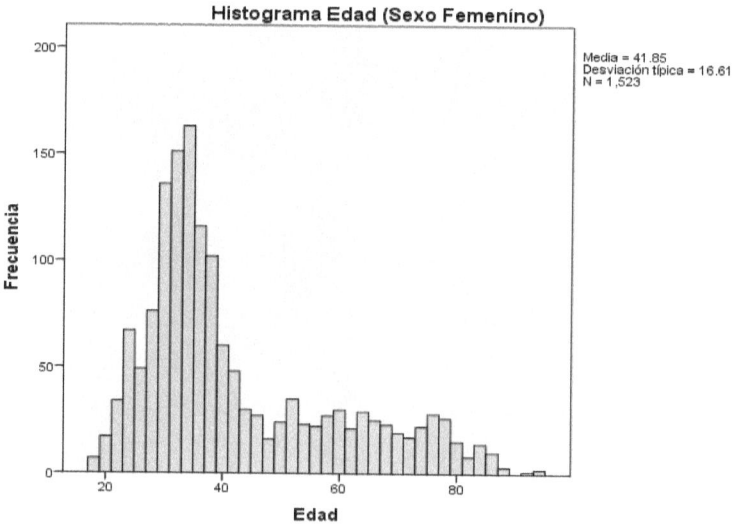

1.2 Distribución de la ocupación según sexo

Profesión	Sexo varón		mujer		Total		Razón mujer/varón
		%		%		%	
Estudiante	72	52.2%	66	47.8%	138	6.0%	0.91666667
Trabajador activo	397	29.8%	933	70.2%	1330	57.4%	2.35012594
Ama de casa	0	0.0%	168	100.0%	168	7.3%	-
Parado	95	40.9%	137	59.1%	232	10.0%	1.44210526
Pensionista	229	51.1%	219	48.9%	448	19.3%	0.95633188
Total	793	34.2%	1523	65.8%	2316	100.0%	1.92055485

* Porciento según sexo dentro de categoría profesión
** Porciento según total

Pruebas de chi-cuadrado			
	Valor	gl	Sig. asintótica (bilateral)
Chi-cuadrado de Pearson	179.875[a]	4	.000
a. 0 casillas (0.0%) tienen una frecuencia esperada inferior a 5. La frecuencia mínima esperada es 47.25.			

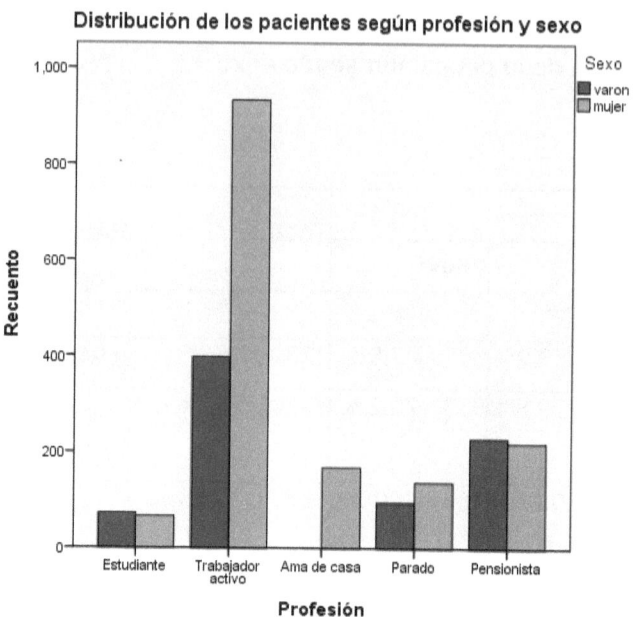

Resulta evidente el predominio de la mujer activa 933 (70.2%) sobre el varón 397 (29.8%) con un predominio de 2.3 mujeres por cada varón lo que puede considerarse como responsable de la asociación significativa mostrada por el estadígrafo Chi -cuadrado de Pearson 179.875 p 0.000 con 4 grados de libertad.

El resto de las categorías que son minoritarias mostraron similar comportamiento respecto al sexo.

1.3 Distribución de Nivel de Estudios según Edad

Estadísticos		Nivel de conocimientos		
		Básicos	Medios	Superiores
Media		65.89	39.46	40.56
Intervalo de confianza para la media al 95%	Límite inferior	64.25	38.69	39.60
	Límite superior	67.52	40.23	41.51
Media recortada al 5%		67.09	38.43	39.67
Mediana		69.00	34.00	38.00
Varianza		240.320	234.629	102.392
Desviación típica		15.502	15.318	10.119
Mínimo		18	18	23
Máximo		92	94	86
Rango		74	76	63
Amplitud intercuartil		17	21	10
Asimetría		-1.201	1.036	1.741
Curtosis		1.181	.287	4.537

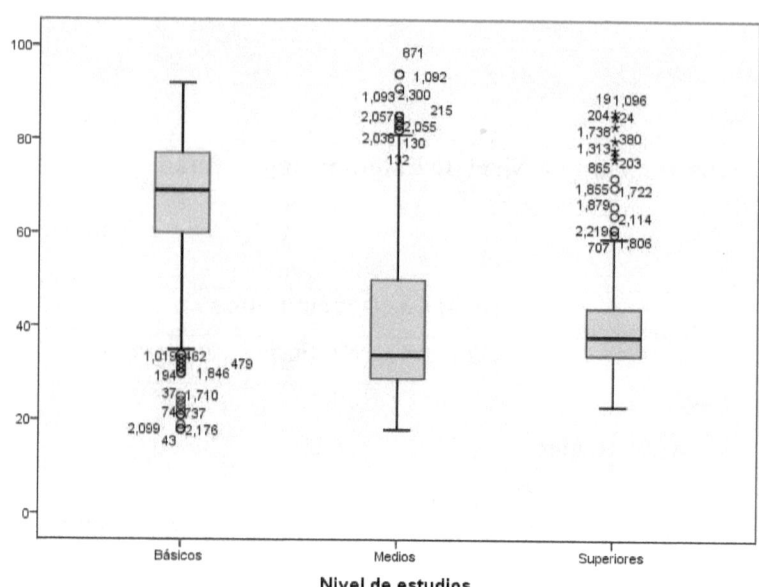

Nivel de estudios	Sexo				Total		Razón Mujer/Varón
	Varón		Mujer				
		%*		%*		%**	
Básicos	137	39	212	61	349	15	1.54744526
Medios	502	33	1035	67	1537	66	2.06175299
Superiores	154	36	276	64	430	19	1.79220779
Total	793	34	1523	66	2316	100	1.92055485

Pruebas de chi-cuadrado			
	Valor	gl	Sig. asintótica (bilateral)
Chi-cuadrado de Pearson	6.073ª	2	.048
a. 0 casillas (0.0%) tienen una frecuencia esperada inferior a 5. La frecuencia mínima esperada es 119.50.			

Resalta el predominio del sexo femenino en todos los niveles de estudio en relación aproximada de 2 mujeres por hombre en todos las categorías y predominado la categoría de conocimientos medios sobre los demás.

Respecto a la Edad, se muestra un predominio de los conocimientos básicos en edades avanzadas 65.89 años como promedio (64.25-67.52) respecto al resto de las categorías donde el promedio de edad fue 39.46 para los niveles medios y 40.56 para los niveles superiores.

VII. BIBLIOGRAFÍA

1. Little JW, Falace DA, Miller CS, Rhodus NL. Tratamiento odontológico del paciente bajo tratamiento médico. Editorial Harcourt Brace. 1998 Versión en español 5ª edición. Capítulo 1. 79-82.

2. Ceballos Salobreña A y cols. Medicina Bucal Práctica. ASOPROGAIO 2000. Tema 1. 15-28.

3. Echeverría García JJ, Pumarola Suñé J. El Manual de Odontología. Elsevier Masson. 2ª edición, Sección I. Capítulos 1, 2, 5, y 7.

4. Bullón Fernández P, Machuca Portillo G. Tratamiento odontológico en pacientes especiales. 2ª edición. Laboratorios Normon, S.A. 2004. Prefacio 1ª y 2ª edición.

5. Silvestre FJ, Plaza A. Odontología en pacientes especiales. Universidad de Valencia 2007. Capítulo 1. 15-26.

6. Dunne S, Clark C. The identification of the medically compromised patient in dental practice. J Dent. 1985 Mar; 13(1):45-51.

7. de Jong KJ, Oosting J, Abraham-Inpijn L. Medical risk classification of dental patients in The Netherlands. J Public Health Dent. 1993 Fall; 53(4):219-222.

8. de Jong KJ, Abraham Inpijn L. A risk-related patient-administred medical questionnaire for dental practice. Int Dent J. 1994 Oct; 44(5):471-479.

9. de Jong KJ, Abraham-Inpijn L, Vinckier F, Declerck D. The validity of a medical risk-related history for dental patients in Belgium. Int Dent J. 1997;47(1):16-20.

10. Abraham-Inpijn L, Smeets EC, Russell G, Abraham DA. Introductory Notes on the EMRRH - European Medical Risk Related History questionnaire people in our communities and this altered balance is bound to be reflected in the dental patient population. Br Dent J. 1998 Nov; 185(9):445-448.

11. Abraham-Inpijn L, Russell G, Abraham DA, Bäckman N, Baum E, Bullón-Fernández P et al. A patient-administered Mediacl Risk Related History questionnaire (EMRRH) for use in 1o european countries (multicenter trial). Oral Surg Oral Med Oral Pathol Oral Radiol Endod. 2008 May;105(5):597-605.

12. Chandler-Gutiérrez L, Martínez-Sahuquillo A, Bullón-Fernández P. Evaluation of medical risk in dental practice through using the EMRRH quetionnaire. Med Oral 2004 Oct;9(4):309-320.

13. Instituto Nacional de Estadística - INE. www.ine.es. Datos provisonales 2009. Indicadores demográficos básicos.

14. Statistical Office of the European Communities - EUROSTAT. www.eurostat.com. Datos provisionales 2009. Indicadores demográficos básicos.

15. de Jong KJ, Borgmeijer-Hoelen A, Abraham-Inpijn L. Validity of a risk-related patient-administered medical questionnaire for dental practice. Oral Surg Oral Med Oral Pathol Oral Radiol Endod. 1991 Nov;72(5):527-533.

16. Kozák L, Abrám E, Kivovics P. Use of questionnaires in screnning for risk factors in the care dental of elderly patients. Fogorv Sz. 2005 Feb; 98 (1):21-25.

17. Klasser G, de Leeuw R, Albuquerque RJ. Self-report health questionnaire: A necessary and reliable tool in dentistry. Gen Dent. 2005 Set-Oct;53(5):348-355.

18. Delgado-Capel M, Icart-Palau R, Ribó-Tarré L, Sánchez-Ulayar A y cols. Valoración del interrogatorio de la alergia a antibióticos en la historia clínica. Rev Esp Quimioter. 2009;22(4):210-213.

19. King MS. Preoperative evaluation. Am Farm Physician. 2000 Jul 15;62(2):387-392.

20. Rogers S, Kenyon P, Lowe D, Grant C, Dempsey G. The relation between health-related quality of life, past medical history and American Society of Anaesthesiologist ASA garde in patients having primary operations for oral and oropharyngeal cancer. Br J Oral Maxillof Surg. 2005 Abr;43(2):134-143.

21. Maloney WJ, Weinberg MA. Implementation of the American Society of Anaesthesiologist Physical Status classification system in periodontal practice. J Periodontol. 2008 Jul;79(7):1124-1126.

22. Feldman SD, Una G, Halpern LR. Perioperative medical considerations for the geriatric dental patient. Risk assessment and management. J Mass Dent Soc. 2003 Nov;52(1):14-21.

23. LaRocca CD, Jahnigen DW. Medical history and risk assessment. Dent Clin North Am. 1997 Oct; 41(4):669-679.

24. Fernández-Feijoo J, Garea-Goris R, Fernández-Varela M, Tomás-Carmona y cols. Prevalencia de enfermedades sistémicas entre los pacientes que demandan atención odontológica en el sistema públio y en el privado. Med Oral Patol Oral Cir Bucal. 2012 Marzo;17(2) Ed. Esp: 102-107.

25. Jolly DE. Interpreting the medical history. J Calif Dent Assoc. 1995 Oct;23(10):19-28.

26. Dougall A, Fiske J. Acces to special care dentistry, part 3. Consent and Capacity. Br Dent J. 2008 Jul 26;205(2):71-81.

27. Dougall A, Fiske J. Acces to special care dentistry, part 5. Safety. Br Dent J. 2008 Aug 23;205(4):177-190.

28. Lewis D, Dougall A, Fiske J. Acces to special care dentistry, part 7. Special care dentistry services: seamless care for people in their middle years - part 1. Br Dent J. 2008 Sep 27;205(6):305-317.

29. Lewis D, Dougall A, Fiske J. Acces to special care dentistry, part 8. Special care dentistry services: seamless care for people in their middle years - part 2. Br Dent J. 2008 Oct 11;205(7):359-371.

30. Dougall A, Fiske J. Acces to special care dentistry, part 9. Special care dentistry services for older people. Br Dent J. 2008 Oct 25;205(8):421-434.

31. Absi EG, Satterthwaite J, Shepherd JP et al. The appropriateness of referral of medically compromised dental patients to hospital. Br J Maxillofac Surg. 1997 Abr;35(2):133-136.

32. Seiden SC, Barach P. Wrong-side/wrong-site, wrong-procedure and wrong-patient adverse events: Are they preventable? Arch Surg. 2006 Set;141(9):177-190.

33. Ragonesi M, Ivaldi C. Anaesthesiological risk assessment in young/adult and elderly dental patients, Gerontology. 2005 Jun;22(2):109-111.

34. Informe de la I+D+I sobre Envejecimiento. Fundación General CSIC. http://www.fgcsic.es/files/adjuntes.

35. Abellán-García A, Esparza-Catalán C. "Un perfil de las personas mayores en España, 2011. Indicadores estadísticos básicos". Madrid. Informes Portal Mayores, nº 127. Fecha de publicación: 28/10/2011. <http://www.imsersomayores.csic.es/documentos/documentos/pm-indicadoresbasicos11.pdf>.

36. SERGAS 1991-2010. Un camiño de saúde. Consellería de Sanidade. Servizo Galego de Saúde. Santiago de Compostela. Diciembre 2011

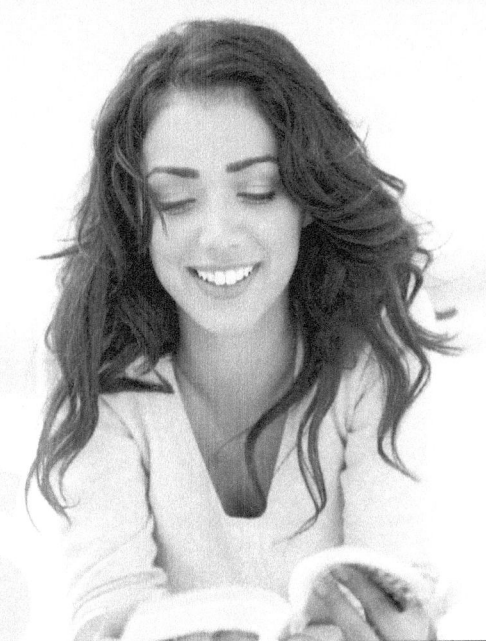

i want morebooks!

Buy your books fast and straightforward online - at one of world's fastest growing online book stores! Environmentally sound due to Print-on-Demand technologies.

Buy your books online at
www.get-morebooks.com

¡Compre sus libros rápido y directo en internet, en una de las librerías en línea con mayor crecimiento en el mundo! Producción que protege el medio ambiente a través de las tecnologías de impresión bajo demanda.

Compre sus libros online en
www.morebooks.es

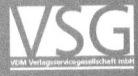

VDM Verlagsservicegesellschaft mbH
Heinrich-Böcking-Str. 6-8
D - 66121 Saarbrücken

Telefon: +49 681 3720 174
Telefax: +49 681 3720 1749

info@vdm-vsg.de
www.vdm-vsg.de

www.ingramcontent.com/pod-product-compliance
Lightning Source LLC
Chambersburg PA
CBHW031549210526
45464CB00003B/1216